U0278876

3分钟瑜伽疗愈术

随时随地都能轻松减压

王菁 著

华中科技大学出版社
http://press.hust.edu.cn
中国·武汉

图书在版编目(CIP)数据

3分钟瑜伽疗愈术：随时随地都能轻松减压 / 王菁著.—武汉：华中科技大学出版社，2024.6
　　ISBN 978-7-5772-0832-9

Ⅰ.①3… Ⅱ.①王… Ⅲ.①瑜伽－基本知识 Ⅳ.①R161.1

中国国家版本馆CIP数据核字(2024)第093999号

3分钟瑜伽疗愈术：随时随地都能轻松减压
3 Fenzhong Yujia Liaoyushu：Suishisuidi dou Neng Qingsong Jianya
王菁　著

策划编辑：饶　静
责任编辑：田金麟
封面设计：琥珀视觉
责任校对：刘　竣
责任监印：朱　玢
出版发行：华中科技大学出版社(中国·武汉)　　　电话：(027)81321913
　　　　　武汉市东湖新技术开发区华工科技园　　邮编：430223
录　　排：孙雅丽
印　　刷：湖北新华印务有限公司
开　　本：880mm×1230mm　1/32
印　　张：6
字　　数：71千字
版　　次：2024年6月第1版第1次印刷
定　　价：59.80元

华中出版

前言

大学毕业后，我在外企工作的时候，和大多数上班族一样，肩颈经常不舒服。常用右手握鼠标的缘故，右肩经常疼痛，右肩胛骨骨缝的痛点令我心烦意乱又无能为力。因为工作压力大，我的睡眠质量特别差，皮肤状态也不好，当时才20多岁的我就开始经常跑去医院解决这些健康问题。

偶然的瑜伽课让我在最后的休息术收获了全身放松后的一段踏实的睡眠。当我醒来看见外面随风摇动的树叶时，我第一次体会到身心放松带来的喜悦。规律练习瑜伽一年后，身体发生的巨大转变让我开始系统地学习瑜伽教练培训课程，只为深入了解这些变化从何而来。之后我带领身边的朋友开始练习，学员越来越多，我就兼职创业开了一家瑜伽馆。为了不断了解瑜伽，我攻读了浙江大学哲学系休闲学瑜伽方向硕士学位。10年瑜伽教学创业期间，其中专注孕产瑜伽的教学5年，我还培养了几百名瑜伽老师。2020年，我开始指导一些患有抑郁症和癌症的学员用瑜伽和更多的方式来疗愈身心。

　　转眼15年过去了，我从爱好瑜伽，到把业余爱好变成了事业。这些年来，我给学生在课堂之外布置的作业，从来都不是铺开垫子进行动作练习，而是融入生活中进行练习，只需要3分钟的时间，他们可以随时随地疗愈身心。

在新冠疫情发生后的三年里，病毒对生活和工作的不利影响，让我周围很多人的情绪变得愤怒、焦虑、恐慌，他们的内心无比烦躁，以至于有些人得了心理疾病。法新社报道的一项研究数据显示，如今全球的抑郁症和焦虑症病例猛增了1/4以上，严重抑郁症病例和焦虑症病例分别增加了28％和26％。中国科学院院士陆林在《科创中国·院士开讲》中给出了一份数据，数据显示，自新冠疫情发生以来，全球新增超7000万名抑郁症患者、9000万名焦虑症患者，数亿人出现睡眠障碍问题。世界卫生组织（WHO）发布了一份报告，显示在2020年，全球焦虑症和抑郁症的发病率增加了25％。

情绪是人的身体根据人的所思所想而产生的一种心理状态。很多时候，有些想法还没有被我们意识到就会被我们的身体"探测"到，于是身体就会立刻做出反应。这些深层的、惯性的、无意识的想法源于我们自身所存储的"程序"。我们经常会身不由己地深陷于自己的内心世界中不能自已，这些想法左右着我们的世界。

《素问·阴阳应象大论》说，怒伤肝，喜伤心，思伤脾，忧伤肺，恐伤肾。这是中医针对情绪致病的最早的论述。它告诉我们，持久的、强烈的精神刺激会造成人体气机的各种变化，而这种变化将会损伤脏腑，脏腑气机失调会产生疾病，或导致原有疾病病情的加重。美国心理学家协会（APA）在统计美国病患初次就医的原因时发现，75%—90%与压力和心理困扰有关；美国国家精神卫生研究所（NIMH）调查发现，65%有心脏病发作史的冠心病患者经历过各种形式的抑郁症。美国心理学家协会调查发现心理压力与几个主要致死原因有关：心脏病、癌症、肺病、意外事故、肝硬化。

越来越多的研究发现，很多疾病的产生是人的内在情绪导致的。中医的情志，指人应对外界环境刺激后产生的一系列情绪反应和思维活动，为心所主。当今罹患疾病的人群中，就有一些因情志导致疾病者。《类经》中说："情志之伤，虽五脏各有所属，然求其所由，则无不从心而发。"这里的"心"指的是人的心理变化，也就是人的思想。这就是传统中医理论所讲的"病由心生"。不同的想法会形成不同的行为，而不同的行为会导致不同的结果，不同的结果造就人不同的命运。想法产生情绪，情绪导引能量，形成了身体气血的走向变化，造成了身体细胞和器官的反应与变化，进而形成疾病。

　　作为一名瑜伽疗愈师，我一直致力帮助我的学员改变。在这些年的教学过程中，我发现了一个有意思的现象。大多数来找我的学员都怀揣着改变自己的目标，可是当我为他们做完身体评估，并根据他们的需求给出方案后，通常前一两次的练习都很好，但是接下来，想在瑜伽馆看见他们就越来越难。他们总是说："老师，我很想来，但是我太忙了，实在没有时间。"

他们想要改变，每个人都提到健康很重要，觉得自己随着年龄的增长身体的健康状态下降，睡眠不好，身体总是有这样或那样的慢性疼痛，但是他们想改变自己又"不容易"，他们总是把原因归为没有时间、工作太忙等这些"难以控制"的因素，或者家人不同意、孩子需要陪伴等这种"无法改变"的家庭情况。这些"无法解决"的问题使他们的"想改变"和确实改变之间产生了难以逾越的鸿沟。因此，他们总是不断地想改变，但总是不能持之以恒，导致他们始终在原地打转，痛苦自责。

当你自己告诉自己不行的时候，就已经做出了选择；你不停地加班直到精疲力尽地离开公司，就已经做出了选择；你在家陷入忙不完的家务的时候，也同样做出了选择，甚至你说"没有选择"，也是你的选择。没时间、没钱、没必要、家人不同意……这些都是你为自己的不改变找出的借口。

去看看身边那些可以对自己健康负责的人，他们也没有大量空闲的时间，他们也有需要自己处理的工作或家庭的琐事，为什么别人可以做到呢？如果不想停留在原地，就只能自己拿回选择权。

可能有人会说："我愿意对自己负责，可是我不会。"其实身体和心灵都有自我疗愈的功能，每个人都可以进行自我疗愈，这是因为人类天生具有自我调节和自我修复的能力。

你是否有过这样的体验？走进大自然，看到绿色的树木草地，你一下子觉得身体很放松、心情很舒畅，看见鲜花，听到鸟叫，整个人都愉悦起来。

另外，你有没有过这样的经历？当你收到一个好消息，你一扫萎靡不振的状态，觉得整个人瞬间就充满了力量。喜悦和兴奋不仅会让你嘴角上扬、难掩笑意，还能让你的身体能量满满。

这些都是自我调节和修复的例子，我相信你也曾经体验过。自我疗愈并不难，只要我们知道科学原理并且用系统的方法就可以恢复健康和身体的平衡。心理上的自我疗愈可以通过许多方法来实现，例如调整自己的思维方式、寻求外界的支持和理解、培养积极的情绪和行为、练习呼吸和冥想等。这些方法可以帮助我们缓解焦虑、恢复情绪稳定、减轻压力和增强自尊心等。我们的身体有一套自我修复机制，能够自我修复许多常见的创伤和疾病。我们其实可以通过健康的生活方式，如适当的运动、足够的睡眠、合理的饮食等，来支持身体的自我修复机制。每个人都可以做自己的疗愈师。

自我疗愈小测试

请回答下面的问题。

序号	题目
1	是否经常觉得早上起床有些疲惫，睡不够？
2	一天中是否会在早饭/午饭/晚饭后犯困？
3	在日常饮食中，是否更喜欢碳水和高热量的食物？
4	是否坚持每周三次以上、每次至少半小时的运动？
5	是不是经常觉得很累，做事提不起精神，尤其在工作的时候？
6	在工作和生活中，是否经常有焦虑的情绪？
7	在工作和学习中，是否难以集中注意力？
8	是否有拖延症的问题？
9	是否很少完成自己制定的计划？
10	是否长时间玩手机，玩完后既后悔又疲惫？

如果你有三个及以上的问题回答"是"，那就说明你需要开始关注自我疗愈了。

自我疗愈基于这样一个理念：每个人都有内在的能力促进身体和心灵的健康与恢复。这种疗愈过程的美妙之处在于，它不受时间和地点的限制，可以随时随地进行。无论是在繁忙的工作日，还是在宁静的周末，无论在家里还是户外，每个人都能找到适合自己的自我疗愈方式。

自我疗愈的方法多种多样，从简单的深呼吸、正念冥想到日常的自我反思习惯，再到运动、健康饮食和充足的睡眠。这些活动不仅有助于减轻身心的压力，还能增强我们的自我觉察能力，使我们能够更好地理解自己的需求和情绪。通过持续的练习，我们可以学会有效地管理压力、情绪和身体不适，从而提升整体的生活质量。

自我疗愈强调的是个人主动参与和对自己健康负责的态度。它鼓励我们深入挖掘内在的力量，通过自我关爱和积极的生活方式促进身心的和谐与平衡。

我更愿意把自我疗愈看作一种生活方式，它赋予了每个人在任何时间和地点都能够主动提升自身健康状态和幸福的能力。认识到这一点，并将其融入日常生活中，我们可以实现更加和谐的身心状态，提升生活的整体质量。如果你对这样的方式感兴趣，希望拥有一套方法随时随地疗愈自己，你可以阅读本书，在本书中就能找到答案。现在我就给你做个简短介绍吧。如何在家中自我疗愈，详情请看辑一。如果你花在工作上的时间非常多，每天上下班通勤也占用了很长时间，辑二中有详细的自我疗愈方法。此外，我还给了一些在休息日自我疗愈的建议，详情请看辑三，希望你可以在休息的时候真正身心放松下来，自我疗愈。

我衷心希望，这本书除了让你变得健康快乐之外，还能用一种新的思维方式触动你。我不认识你，但我知道此刻正捧着这本书的你，一定是一个非常特别的人。你没有屈服于环境造成的压力和困境，你是一个想拥有良好状态的人，是一个想要自己创造明天、过上高质量生活的人。我衷心希望这本书可以助你一臂之力。

　　大部分人都知道，人是依赖习惯的动物。这个习惯既有习惯"去做"也有习惯"不去做"。所有你现在没有做的事情，其实都是你习惯"不去做"的事情，要做的改变就是"去做"，用行动代替"再想想"。如果你希望身心舒适，那就即刻行动，把书中介绍的方法付诸实践。

目 录

CONTENTS

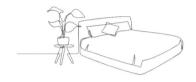

 辑一　家中自我疗愈

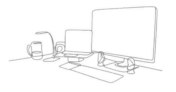

辑二　工作时的自我疗愈

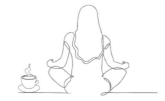

 休息日的自我疗愈

COMPIL

家中自我疗愈

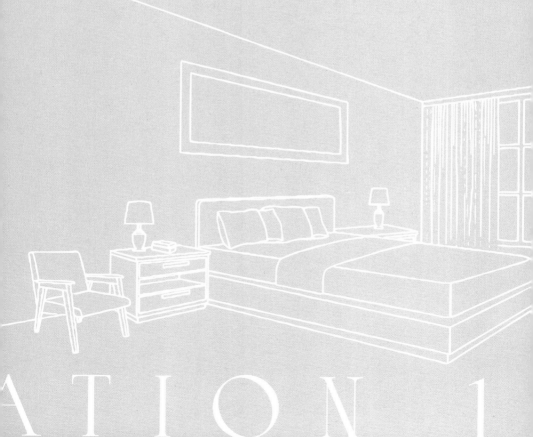

ATION 1

COMPIL

（一）

几个起床好习惯，
助你精力满满一整天

　　一日之计在于晨，很多现代人的习惯是晚上熬夜，早上起不来，醒了之后立刻玩手机。这些不良的生活习惯都会让人从起床就感觉疲惫和焦躁，让本应充满活力的早晨变得死气沉沉。

我推荐几个起床好习惯，可以运用在生活中，这样的疗愈方式简单、易操作。初体验时就能有不同的身体感受，你会感觉清晨有了一个不一样的"打开方式"。如果你能长期坚持、成为习惯，那一定对养生保健非常有益。

1. "赖床"三步法，
让你慢慢苏醒

当我们醒来的时候，不要着急立刻起床，第一步可以先深吸气，同时把双手举过头顶，然后长长地呼气伸一个懒腰。注意要配合"叹气"。

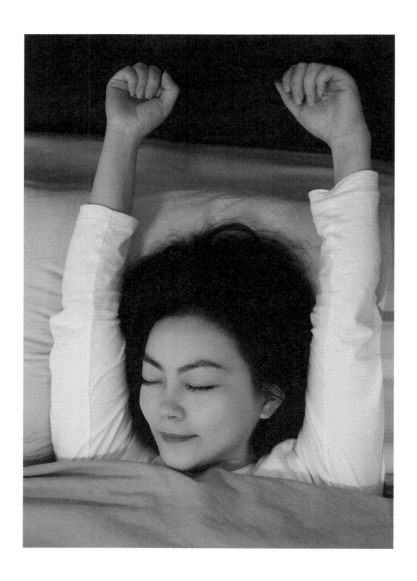

第二步，手掌快速对搓至发热，配合手指由前额按摩头顶至脑后。

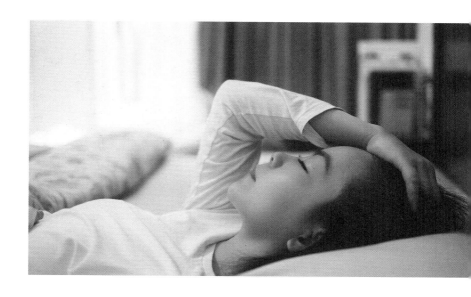

第三步，用手指轻揉左右耳轮，至发热、舒适
为止。

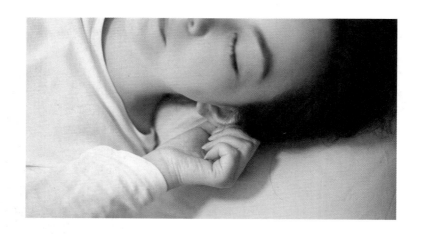

睡觉的时候我们常保持某一个姿势比较久，所以血液较多存留在四肢，通过"伸"的动作，可以使血液迅速回流，伸展可以激活我们的身体。而"叹气"是一个强有力的呼气，可以让下一次吸气更充分、摄氧量更高。头为"精明之府，诸阳之会"，再用搓热的手掌按摩头部可以促进脑部血液回流，还能使发根得以强健，有养发功效。最后，耳朵上有很多的穴位，轻轻按摩揉搓有通经散热、保健听力的作用，对健忘的预防有一定的功效。赖一会儿床的时间，我们可以用这几个小动作让你的身体慢慢苏醒。

2. 一分钟呼吸法，
让"起床气"消失

　　准备起床的时候，我们先调整到侧卧的姿势再坐起来。坐在床上非常适合用一种呼吸法，用于清晨的能量唤醒。采用双腿屈膝交叉的坐姿（盘腿坐），手放膝盖上，可以向下轻压膝盖保持背部延展向上。然后鼻子吸气，快速用腹部挤压呼气。交替做这个呼吸的动作，直至后背发热。这是一种来自印度的古老传统的清洁法，叫作圣光调息，梵文叫作 Kapalabhati Pranayama。

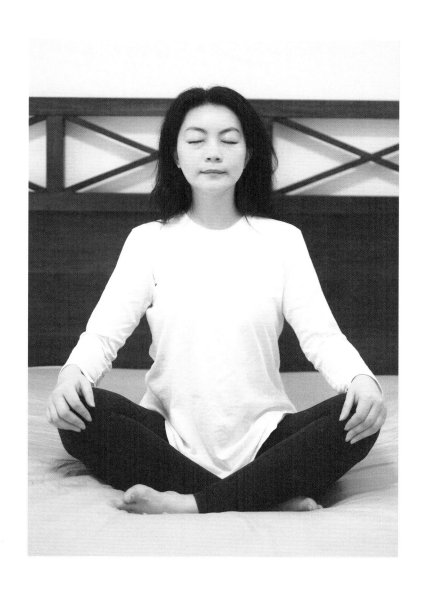

通过1分钟练习可以增加身体供氧，加速身体的新陈代谢，活跃身体神经，在很多关于瑜伽的书中更是提到了这个练习可以保健头颅及鼻窦，对大脑特别有益。这个呼吸法不仅能够调理心肺及消化系统，改善体内淋巴功能，还能强健腹部、胸部和呼吸系统的肌肉力量以及横膈膜力量。

温馨提示：

高血压、低血压、眩晕症和心脏病患者，以及处于生理期和孕期的女性，不建议练习。

3. 起床后的一个伸展，
迅速唤醒身心

　　下床后，可以找一面墙，在离墙一腿的距离（距离约等于腿长）处站立，双手推墙，手持续推墙压背，让整个肩背、腰部和腿后侧都得到充分拉伸。坚持1分钟下来，身体躯干得到训练，血液循环加快，有助于晨间排出毒素。

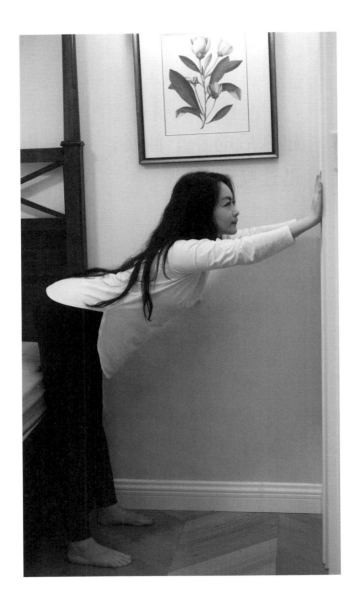

由于大多数人白天的工作都需要久坐，这样一个清晨的拉伸，可以帮助我们缓解久坐带来的背部、腰部的不舒服，对颈椎、腰椎不好的人也特别有益。

4. 刷牙时这样做，
助你成功"逆龄"

当我们上完厕所来到洗漱阶段的时候，我们可以在刷牙时做一个练习，一方面可以监督我们用足够的时间清洁牙齿，保证口腔健康，另一方面，这个固定时间段的运动，可以帮我们改善盆底肌问题，成功抗衰"逆龄"。

站立在洗漱台前，双脚分开，收缩盆底肌，保持5秒钟，然后放松5秒钟。重复这个动作，10次一组，做3组。

温馨提示：

如果不确定是否使用了正确的肌肉发力，你可以在排尿过程中尝试暂停，在此过程中你感受到的在用力的肌肉就是你的盆底肌啦。

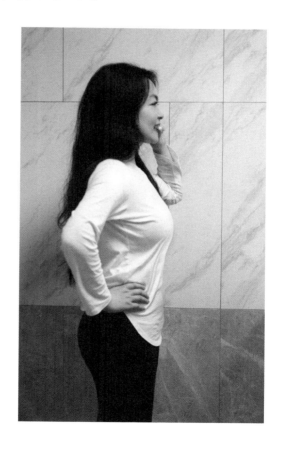

5. 洗脸后面部瑜伽三招，消肿又抗衰

很多人晨起容易水肿，看起来没精神，而且随着年龄增长，大多数人面部衰老都会伴随着出现法令纹、苹果肌下移等问题。在洗脸后，用下面的三步法，不仅可以消除水肿，还可以起到抗衰的作用。

在洗脸后，涂上护肤油，第一步，用大拇指按住颧骨下方位置，往后提拉至耳后，再从耳后沿着脖子向下按压至锁骨处，重复这个动作5—8次。这样既可以缓解水肿，还可以提拉苹果肌。

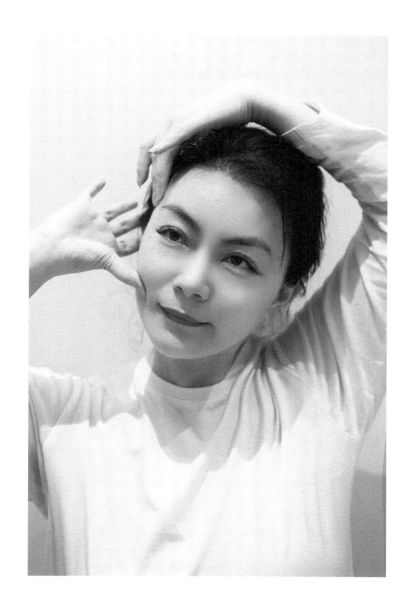

第二步，掌根放在下巴处，用双手的手掌，沿下颌线推至耳后，做脸部的整体提升。

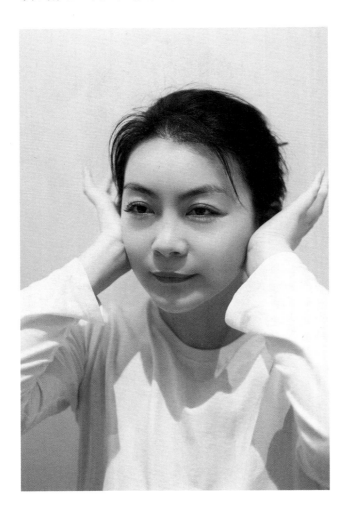

第三步，轻轻拍打额头、脸颊和下巴。拍打可以疏通经络，使细胞的活性更强，加快新陈代谢，增加肌肤弹性。

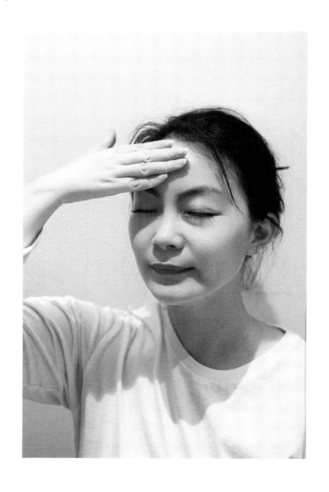

其实要改善身体的健康状况都需要日积月累、持之以恒地练习，将一些良好的习惯和具体的生活场景结合，形成习惯后，更有可能坚持下来。一年、三年、五年，慢慢地，你就能和身边的人拉开差距，你会发现用这样自然的方式就能享受时间带来的复利。

（二）

下班后的休闲时间，
有效的休息方法

　　结束了一天的工作后，很多人回到家只想赖在沙发或者床上不想动。其实利用家里的环境，无论是看电视还是"刷"手机，只要我们改变一下姿势，就能把本会被浪费掉的时间改变成对身体有帮助的时间。

1. 正念饮食，
一顿饭缓解疲惫

正念饮食是让人们把意识带到饮食体验的一种方式，它不仅可以帮助人们减肥，还可以帮助人们与食物建立长期、健康的关系。

在吃饭前，先感激食物的来源，包括种植、运输和烹饪等所有过程。再开始吃饭，"专注于当下"，我们在吃饭时要全神贯注，避免一边吃饭一边看电视或使用手机。吃饭过程中"慢慢吃"，细嚼慢咽，享受每一口食物带来的满足感，注意食物的味道、质地和温度，感受它在口中的感觉。最后"倾听身体信号"，了解饥饿和饱足的信号，按需进食，避免过度或不足。

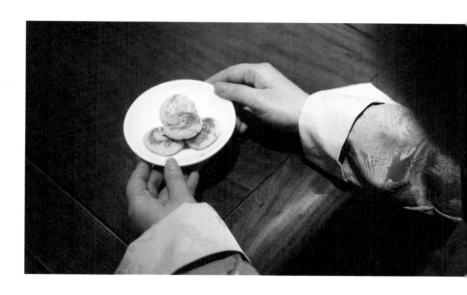

这种方法旨在增强我们对进食的感受，改善饮食习惯，促进身心健康。

2. 换个姿势看电视，娱乐变保健

　　一般人看电视，基本上不是窝在沙发里就是靠在床上。但是这两种方法对我们的脊柱都非常不友好，因为人体的脊柱是呈"S"形的，有四个曲度，但是无论我们是窝在沙发里还是靠在床上，脊柱都呈"C"形。长时间保持不良的姿势，不仅会让我们腰背酸痛，更会产生脊柱正常生理曲度消失或变形的风险。

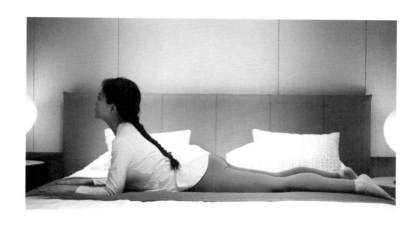

　　我们仅仅换一个姿势，就可以把娱乐时光变成保健加娱乐的时光。那就是把"窝着""靠着"看电视变成"趴着"看电视。

　　采用俯卧姿势，小臂贴在床上，大臂支撑整个背部、头部抬起。双腿可以打开。趴着的高度可以根据你的舒适度来决定，初期尝试者可以用双手托下巴。

　　这个"趴"的动作，是白天我们久坐姿势的反向姿势。这样你看电视的娱乐时间，就变成了脊柱保健的专项练习时间。坚持一段时间试试，颈椎难受、腰酸背痛都会改善了。

3. 用好沙发，
躺一躺就能恢复能量

沙发是很多家庭的客厅必备品。是不是工作了一天回来后就想往沙发上来个"葛优躺"？其实用好沙发，用不同的几种躺法可以帮助我们恢复能量。

将靠枕放在地上，把头放在地面的靠枕上。双腿伸直放在沙发靠背上，双手举过头顶。

这样的伸展可以帮助我们展开紧绷的肩膀，打开胸腔，可以放松肩背，改善含胸驼背带来的体态危害，还能改善呼吸情况。

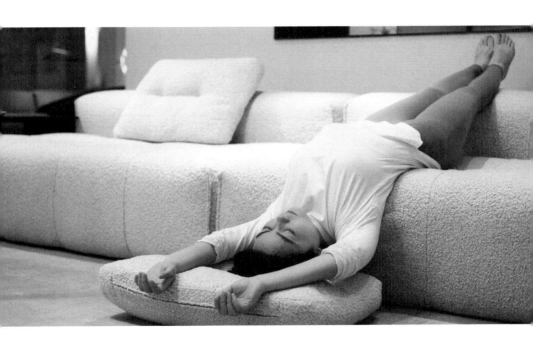

在这个动作的基础上，弯曲膝盖，让双脚脚心相对，屈手肘，可以把双手交叉垫在头下方。

这样更容易释放髋关节的压力，促进骨盆区的健康，对生理期前后的女性很有益。

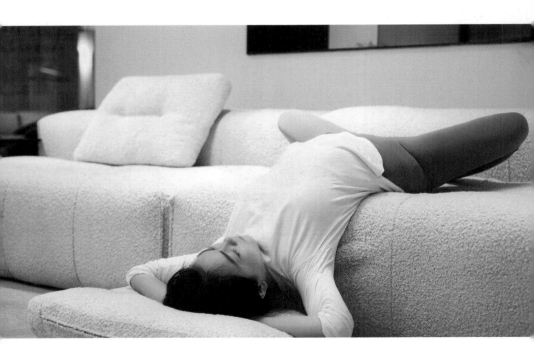

如果坐在沙发上看电视，可以用这样的坐姿动作：盘坐在沙发上，双手往后放在沙发靠背上，抬头抬胸口，背部延展往前倾。

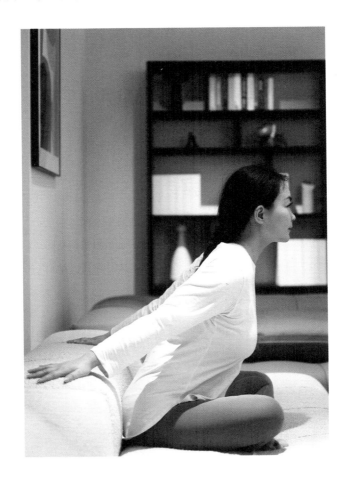

4. 做好这三步，
轻松在家做冥想

　　"冥想"这些年成为一个热门词，一方面是因为大家日趋重视情绪的稳定，另一方面可能是因为很多名人都在推荐。在我多年的教学生涯中，被问到最多的问题就是："老师，冥想需要学习吗？怎么学习？"我通常的回答是，冥想是需要入门学习的，先是冥想的环境选择，再是冥想姿势的了解，最后才是冥想方法。

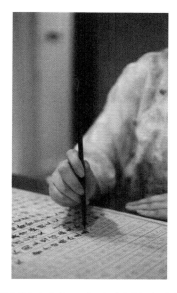

　　如果能去冥想空间，有专门的老师指导肯定是不错的入门方法。但是大多数人工作忙碌，我们可以节约时间，在家中冥想，只要做好以下三步就可以了。

　　第一步：选择一个固定的冥想时间。

　　比如固定选择晨起、睡前进行冥想，这样有益于养成习惯。一次两次的冥想可以帮助我们平复情绪，长期坚持冥想的益处不容小觑，会促进我们大脑的觉知力，增强记忆力，开发直觉力。

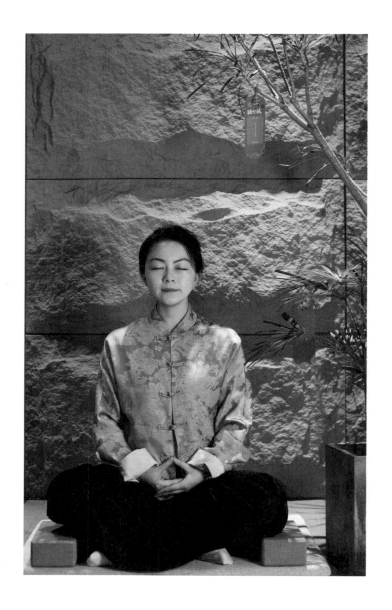

第二步：调整冥想的姿势。

很多人不关注冥想的姿势，觉得只要坐着、躺着不就行了吗？殊不知，冥想姿势不当会影响冥想的效果，比如，不能找到脊柱挺拔的感受就会很容易昏昏欲睡；盘不了腿，髋关节、膝关节的疼痛就会很快将你从冥想的状态中拉出来。这个时候，可以准备一些冥想的辅助工具。

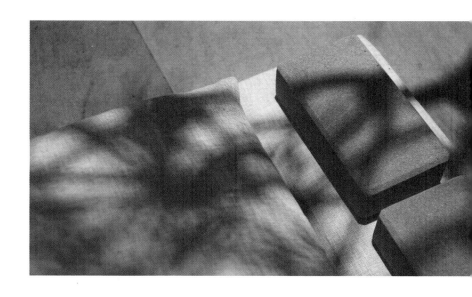

如果双腿交叉，膝关节不会比髋关节高很多，那就可以双腿交叉盘坐；如果膝关节特别高，背又很难坐直，那就需要背部靠墙，垫高臀部，膝盖下方再做好支撑措施。

第三步：打造冥想氛围。

冥想的时候，不合适的灯光会很刺眼，不利于冥想。这个时候可以点根蜡烛，柔和的烛光很容易让人放松安静下来。有些天然的香薰蜡烛，还会散发精油的自然香味，香气会透过鼻腔进入嗅神经系统，让人更加放松沉静。喜欢音乐的朋友可以选择432 Hz的氛围音，像颂钵的声音、大自然里收集的天然声音都是不错的选择。放几朵鲜花或者绿植、水晶小摆件，点上精油或是香薰蜡烛，将环境布置得幽雅，都能帮助我们打造冥想氛围。

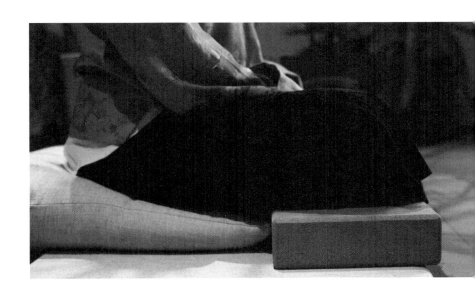

5. 家中疗愈空间的打造，家具选择建议

生活中很多身体和情绪的问题，和我们使用身体的习惯有关。例如，长期含胸驼背会让人的胸椎伸展受限，从而影响呼吸，情绪层面上会让人无精打采，缺乏信心和气场。这些使用身体的习惯和我们长期保持的姿势有关，姿势又和我们的家具有着密不可分的关系。

如果家里摆了一张很软的沙发，我们一回家就窝在沙发里。刚开始确实很解压，但是长时间窝在沙发

里，等于将你的身体被动摆成了一个"含胸驼背"的姿势。所以，若想从源头解决这个问题，就需要选择一些让身体"不那么舒服"的家具。

没有靠背的长凳，会让你比较容易"坐"到骨盆稳定、脊柱延展的姿势。

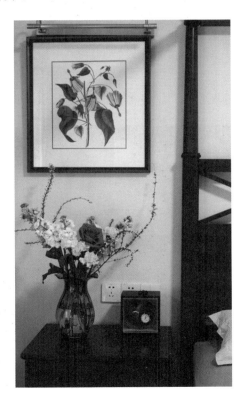

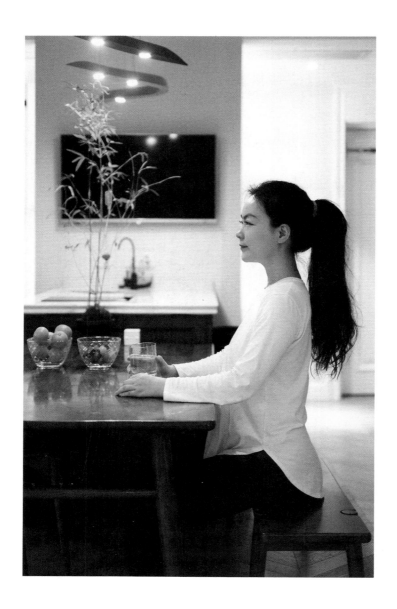

能给脊柱提供支撑的靠椅，是居家的好选择。

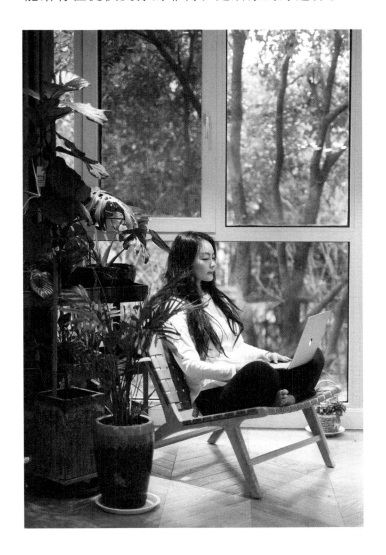

没有合适的家具的话，坐在地上也是不错的选择。

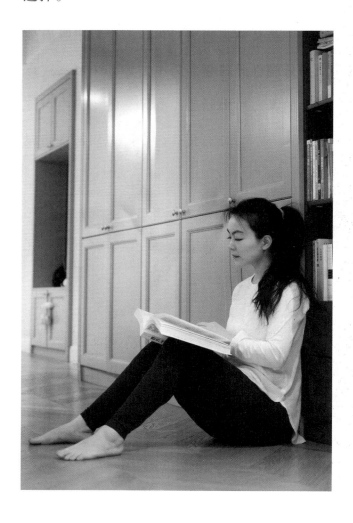

（三）

用好睡前十分钟，
睡好睡美不用愁

现代人的"机不离手"已经成为常态，但睡前看手机的习惯对睡眠的负面影响非常大。人们在睡前玩手机时，手机与面部的距离很近，手机辐射会对皮肤造成一定的伤害，不利于皮肤的健康。另外，人们在睡前玩手机时，如果关着灯，手机屏幕发出的亮光会对眼睛造成损伤，导致视力下降，甚至还会导致眼睛出现干涩、视力模糊、疼痛等问题。大部分人睡前都是靠在床上或躺在床上玩手机，如果长时间保持相同的姿势，会影响颈椎的血液循环，还可能影响颈椎的自然弯曲，导致颈椎的曲线前凸日渐变直，甚至出现反弓情况。还有一点，睡前玩手机通常会抑制褪黑素的生成，导致人难以进入深度睡眠，进而降低睡眠质量。其实，我们如果能够好好利用睡前的十分钟，即使玩手机，也可以让损害健康的方式变得有益健康。

1. 睡前床上趴一趴，
开肩美背

提到锻炼，很多人总说自己太忙了，没有时间，每天忙完回家都已经是睡觉的点了，根本没时间锻炼。其实如果我们利用有限的条件，积极主动做些有益于身体的小练习，从长期角度来看还是对身体很有好处的。

选择卧室的床进行练习：

"眼镜蛇"式

身体俯卧在床上，双手放在双肩下方，吸气提起上半身，不断上提胸腔，展开肩膀。感受腹部被拉长，同时双腿向后延展，脚背放平。伴随着每次吸气要上提胸腔。

保持几分钟，感觉后腰有些酸胀后，就可以慢慢放松趴下来。

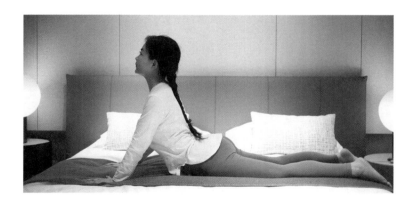

婴儿式

从"眼镜蛇"式开始，将左右两脚脚趾尽量靠拢，屈膝，膝盖尽量分开，为躯干留出足够的空间。向前移动手时，让臀部伸向脚跟，胸部向下放。

如果臀部离脚跟非常远，背部、腰部的肌肉还是觉得紧张，可以在胸口下方放一到两个枕头，直到感觉背部、腰部的肌肉非常放松。

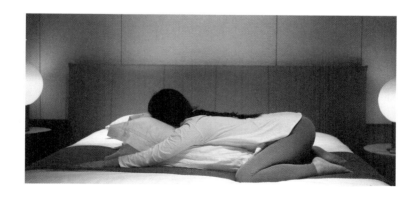

2. 睡前床上转一转，
   拯救腰痛

仰卧扭转

仰卧。伸直右腿，左膝靠近胸部。回勾并伸直脚趾。呼气，把左膝交叉到身体右侧。将左臂伸向一侧，并尽可能保持左肩在床上不要抬起来。可以把头转向左肩，右手抓住左大腿。保持5个呼吸，感受腰背部的拉伸，然后换反侧练习。

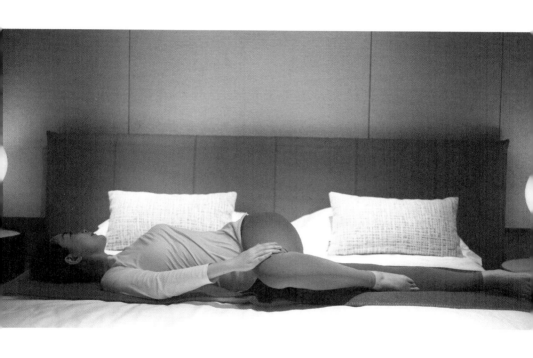

仰卧鸽子式

弯曲左膝，左脚平放在垫子上。右大腿外旋，屈右膝，将右脚踝交叉放在左大腿上方。用手将左膝盖拉向胸口。这对你的臀肌和大腿外侧的肌肉来说是一个很好的拉伸。在这里暂停，保持几个呼吸的时间，直到左膝盖不断靠向胸口。一侧做完，换另一侧。

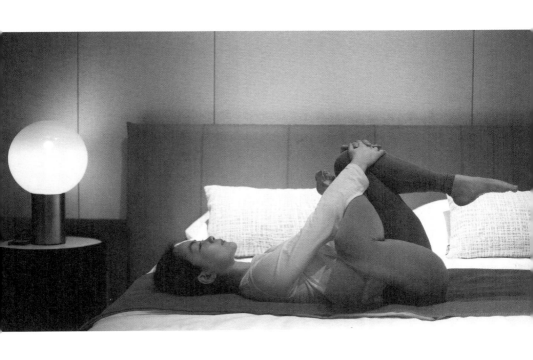

3. 睡前一招，
解决入睡困难

　　也许你正为焦虑、失眠所困扰，也许深夜脑海中的念头还是无法停下，入睡困难经常折磨着你。每天睡前，你都可以用一用这个方法，跟随着呼吸，用"全身扫描"的方法放松全身的每一处肌肉。它能带你更快地进入温暖安宁的睡眠状态。

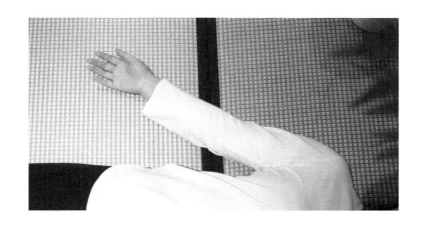

　　平躺在床上，双手摊开在身体两侧，掌心向上。关上灯，从脚趾开始放松，接下来是脚背放松，小腿放松，大腿放松，臀部放松，感受骨盆的重量，让骨盆紧贴床垫。然后是后腰放松和后背放松，吸气至整个胸腔都感觉非常充盈，每一次呼气时让后背深深陷入床垫。接下来大臂放松。

4. 简单睡前冥想，
提高深睡时间

有些朋友，每天到点就睡，睡够足足8个小时，却仍然起床困难，而且白天的精力也不足。为什么会有这种现象呢？原因可能在于深度睡眠时间不足。睡得久并不代表睡得好。如果人的深度睡眠时间太少，还是会睡眠不足，导致白天容易犯困。

深度睡眠对我们身体的恢复至关重要！当我们深睡时，生长激素分泌增多，身体开始修复和再生组织，免疫功能也得以增强。此外，有了足够的深度睡眠也有助于提高人们的洞察力、创造力和记忆力。处于生长发育阶段的孩童往往拥有更多的深度睡眠时间。而随着年龄的增长，我们的深度睡眠时间也会越来越少，甚至有些老人的深度睡眠已经不复存在。通常，深度睡眠占我们整个睡眠时间的13％—23％，如果每晚睡7个小时，那深度睡眠时间大概为1—1.5小时。

那如何增加深度睡眠的时间呢？我们可以做点适当的运动，多消耗些体能来加深睡眠。其次控制体重，避免睡前吃东西。另外，避免睡前饮酒和摄入咖啡、奶茶等咖啡因含量高的饮品。如果思虑过多，也会影响我们的深度睡眠时间，这种情况我们就可以试试在睡前打坐，这里介绍一个简单的冥想方法。保持冥想坐姿后，闭上眼睛，吸气时心里默数"1"，呼气时心里默数"2"，伴随呼吸的次数一直数到"10"，然后再从头开始从"1"数起。如果忘记数到几了或者数到超过"10"的数字才反应过来，没有关系，不要懊恼，再从"1"开始数，直到睡意完全袭来。

这是一个简单易操作的冥想方式，今天睡前试试吧！跟随着数字的引导，渐渐体验身心从紧到松，再到入眠的整个过程。

5. 睡眠空间布置好，
睡得特别好

　　睡前氛围的营造和卧室环境对睡眠质量起到重要作用。首先卧室建议采用遮光帘，在睡觉的时候卧室要保持黑暗，早起的时候要拉开窗帘接触晨起的阳光。因为光线的刺激对养成昼夜活动习惯起到很重要的作用；其次建议睡前泡脚，或者有条件就泡澡。这是因为泡脚或者泡澡的时候体温上升，结束后体温会下降，这样一个温差可以让人有困倦的感觉，我们可以趁着这种困意睡觉。

睡前一小时，我们可以在卧室点上让情绪放松的精油，比如薰衣草、佛手柑、岩兰草、罗马洋甘菊、雪松等精油，它们都有安神助眠的作用。我们可以在洗澡前提前打开熏香机，让整个卧室都充满这样的香气，等我们洗完澡出来，精油的芳香会让人非常放松。我们也可以点上精油蜡烛，跳跃的温暖烛光也会让人觉得非常温馨和宁静。

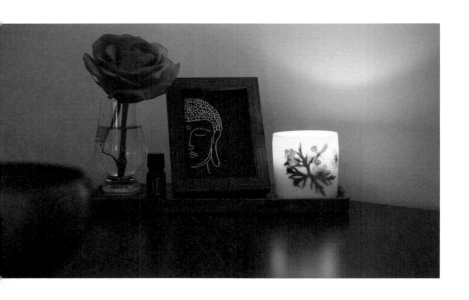

最后的建议是关于音乐的，音乐可以舒缓神经，从而让人放松身心进入睡眠状态。研究数据表明，音乐会影响荷尔蒙的调节，包括压力荷尔蒙——皮质醇。

人听着舒缓的音乐，皮质醇水平降低，压力得到释放，从而放松身体，自然有利于睡意的降临。同时音乐会刺激人的大脑边缘系统，引导出相应的情感体验，使人沉浸其中。

睡前不适合播放欢快或者悲伤的音乐，建议考虑安静的音乐，听着安静的音乐会使人情绪稳定、精神安宁。推荐一些自然的声音，比如流水、海浪、鸟叫和虫鸣，或者一些颂钵的声音，因为这种疗愈乐器发出432 Hz的频率，接近我们脑波的阿尔法波，非常有助于我们进入深度睡眠的状态。

除了以上几点建议，保持白天卧室通风、卧室的整洁，用合适的床垫和亲肤透气的床上用品，这些小细节都可以提升我们的睡眠品质。让我们一起着手营造睡眠的仪式感，把占据人生三分之一时间的睡眠高质量地完成。

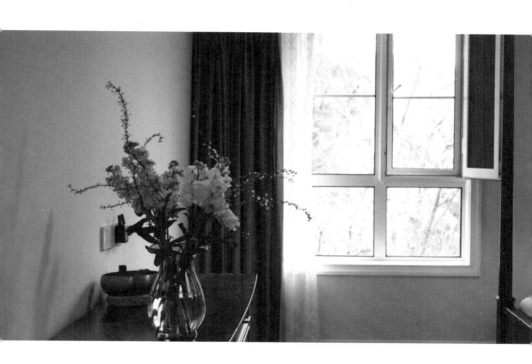

辑二

工作时的自我疗愈

ATION 2

COMPIL

（一）

上班路上

上班路上的时间，通常是一段容易被人忽略的时间。地铁里站着或坐着似乎只能发呆，开车在路上堵着似乎只能发火。其实换一个心态，把无用的时间用起来，说不定能得到意想不到的收获。

1. 两个小细节调好座椅，开车不累

在我多年的瑜伽教学中，很多男学员走进瑜伽教室亟待解决的问题是长时间开车导致的腰酸背痛。开长途车时，由于长时间保持同一个姿势，所以腰背不舒服是他们的普遍问题，很多人选择使用靠枕、腰枕，但不能彻底解决问题。虽然现在很多车的座椅靠背可以调很多个角度，但是究竟要怎么调才能避免导致腰痛呢？

正常人体的脊柱共有四个生理弯曲，因生理的需求它们并不生长在一条直线上，胸曲和骶曲向后凸，颈曲和腰曲向前凸，从侧面看，脊椎犹如两个"S"的连接。由于这个生理特点，腰、背不能置于同一平面。因此，如果要使坐姿舒适，座椅椅背的设计应该符合自然的脊椎曲线，能够保持颈椎、腰椎的前凸和胸椎的后凸。最理想的椅背状态就是，在保持背部肌肉放松的情况下，又能让脊柱处于自然直立的状态。我们需要关注的是骨盆、腰椎和胸椎的支撑位置。

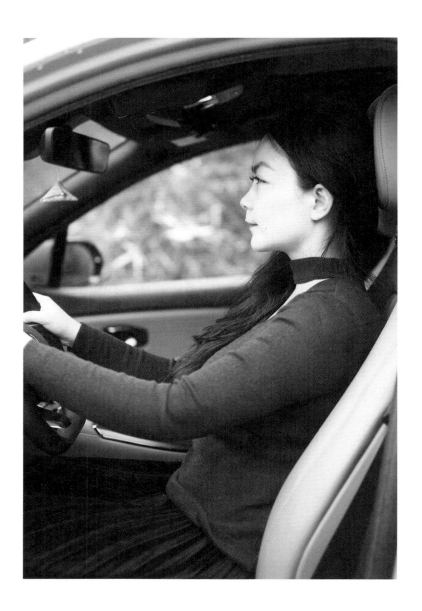

首先座椅不能太靠前，否则导致人容易处于蜷缩的姿势，人长时间保持含胸驼背的姿势很容易疲倦，并且身体离方向盘太近会影响安全气囊的距离，有安全隐患。

然后深踩刹车，调节座椅前后距离让大小腿之间的夹角保持在110度左右。接下来上下调节座椅高度，让眼睛可以看到车辆发动机机盖后部边缘为宜。这种坐姿的视线范围最好，还能保护颈椎，不用低头或仰头看。

接下来是调节椅背角度。比较理想的状态是人体躯干和大腿呈95度到105度角，即身体坐上去稍有点往后倾斜，腰部有支撑，肩膀和肩胛骨与椅背接触，背部可以得到比较均匀的支撑力，后脑勺也可以枕在头枕的中间。

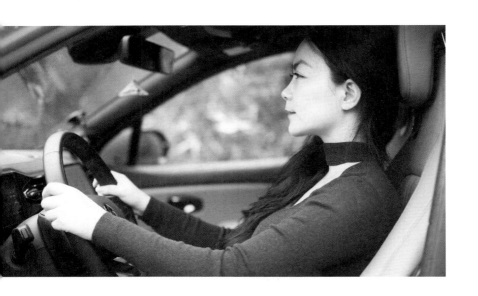

　　这样不仅能让头部得到支撑，还能减缓事故带来的冲击力。因为每个人的体形有差异，所以当我们这样调节后，如果发现腰部后面空荡荡的得不到支撑，那这个时候就需要考虑增加一个专用的腰枕，调整靠的姿势可以减少腰部肌肉的压力以保护腰椎。

2. 堵车不堵心，
车内冥想很 easy

堵车的时候很多人容易烦躁不安，但发火烦躁并不能改善堵车的现状，不如把这一段时间利用起来。这样的环境不宜做太过深入的冥想，因为随时会结束，所以不必闭上眼睛，用倾听声音的方式让自己静下心来，这样既能放松又可以随时观察周围环境的变化，从而做出应对措施。

具体做法：请静下心来，仔细听周围的各种声音。汽车的声音、行人说话的声音、建筑工地的声音、远处店铺播放的音乐，各种细微的平时注意不到的声音。只要听，但不要被声音把思绪带走，比如只听说话声，不要被说话的内容带走思绪，不要对这些内容做任何评价。只是听，感觉自己身处其中，又独立于世外。外面的声音即使声声入耳但是与自己无关。可能偶尔会有一些想法从脑中冒出来，这很正常，觉察到这些想法，知道自己有杂念，温和地把这些想法劝离，保持倾听外面声音的状态，不对声音的内容做评价。

不断重复这个过程，你会慢慢感受自己的身心不断放松下来。

当车流又重新流动起来时，就伸展下身体，把自己从冥想状态中拉出来，相信这个时候你就能一扫疲惫和烦躁，神清气爽了。

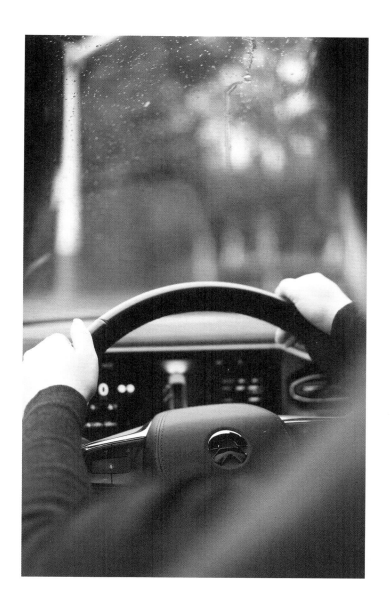

3. 车库里超治愈的 "3分钟做自己" 时间

知乎上的一个问题：开车回家，为什么许多人喜欢在车里坐一会儿再上楼？有一个"高赞"的回答：因为车的两头，前头是功名利禄，后头是柴米油盐，夹得人喘不过气，唯有不下车的这一刻是属于自己的。

为什么很多成年人都喜欢在车库里坐一会儿？其实说到底无非就是想享受独处的这一刻。因为，在车库里的片刻时光，你不受被绑在身上的诸多角色的影响，你只是你自己。即使家里有孩子和爱人，但也需要有个地方，让你能和自己待一会儿。

　　四门紧闭的车内空间，单纯又静谧，可以让人享受这个独处的时刻。在这个属于自己的空间里，短暂地释放情绪，选择一首自己喜欢的歌或者一段很温柔的冥想引导词，把车内所有的灯都关掉，闭上眼睛，安静地享受这3分钟。任凭各种情绪涌起，像看电影一样，看这些念头和情绪，不压抑、不判断、不评价，只观察，其实这是一种很好的解压方式。

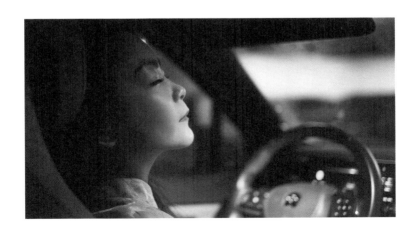

在这个超治愈的时间段里，让自己在安静的状态下，把忙碌的白天里产生的那些无暇顾及的情绪逐一整理，和工作状态下的自己告别，释放那些不好的情绪之后，身体会充满能量，再元气满满地踏入家庭生活。

4. 长途开车，
几个动作拯救疲惫状态

人在开车久坐或者坐长途车后，身体会慢慢变得僵硬，颈部、背部、腰部都会不舒服。试着把车停在安全的地方，花3分钟的时间做做瑜伽拉伸吧，这些拉伸动作可以迅速让你缓解不适，保持出行的好心情。

下面要分享的是在车内就可以做的、针对肩背的瑜伽动作。解开安全带，把座椅移至最后方，给身体留出足够的空间，就可以完成接下来的瑜伽动作练习。

双手十指交扣向前方推，

呼气时，含胸弓背低头，

尽可能地拉伸整个后背和脖子后侧。

一个动作保持3—5次呼吸，如果你觉得很舒服可以重复3组。

关注区域：整个后背。

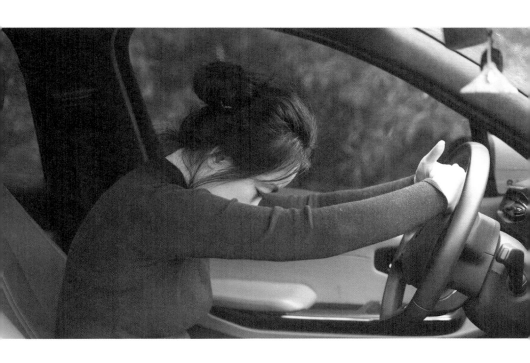

一侧手背贴侧腰，

另一侧手拉这侧手肘向前，

吸气时，脊柱向上延展，越来越挺拔，

呼气时，手拉着另一只手肘用力向前拉。

可以做3—5组。

关注区域：贴住侧腰那边手臂对应的肩胛骨
区域。

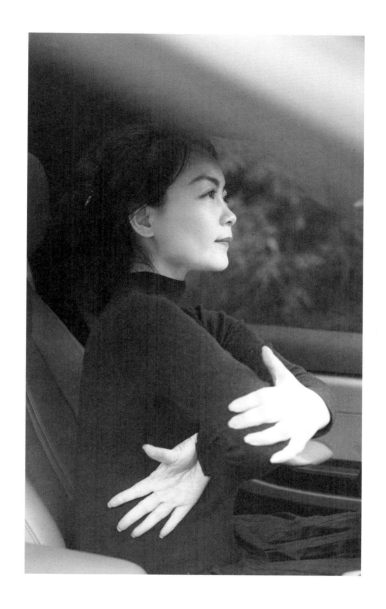

双手臂在手肘处互相缠绕，

掌心相对互扣，

吸气时，大臂上抬；

呼气时，小臂伸向远处。

保持3—5次呼吸。

一侧做完换到另一侧，方法一样。

关注区域：两侧肩胛骨区域。

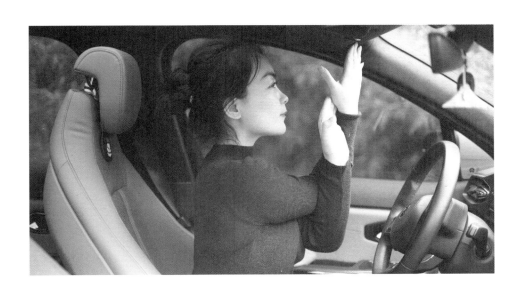

吸气时，右手弯曲上举，

左手拉动右手肘靠近头；

呼气时，头压住手臂向后靠，

保持3—5次呼吸。

可以重复几组不断加深手臂和背部的展开，

做完一侧之后做另一侧。

关注区域：上举手臂侧的肩膀及后背。

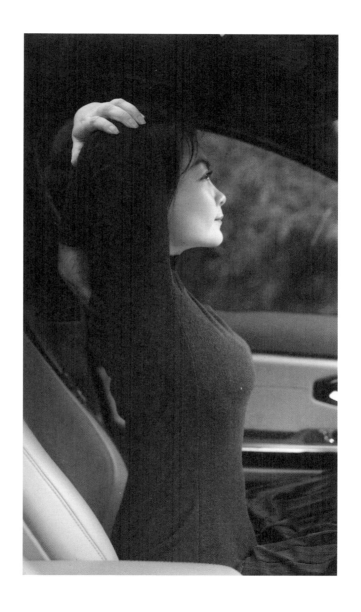

5. 地铁里"站"得对，
缓解腰痛还瘦腹

很多人出行会选择地铁这种环保的方式。因为地铁上的座位不多，上下班高峰期站在车厢里面的人居多。大多数人在地铁上都是低头看手机，这个动作不仅让本来就不舒服的肩颈雪上加霜，随着车身摇晃还有安全隐患。在这样一个日常场景下，我们可以用个小方法来锻炼一下，非常有趣，你可以试试。

身体侧面对着地铁前进的方向，双脚分开与骨盆同宽，膝盖微屈，保持腹部核心部位收紧，脊柱自然延展，肩膀松沉。这样可以让我们在地铁行进过程中保持平衡，因为运动中的静态和动态平衡都与核心的稳定性有关，核心稳定性被定义为"核心力量在静止和运动中实现和维持对身体躯干区域控制的能力"。所以无论是微微摇晃的车厢让我们下意识地收紧核心肌群，还是你察觉到在行驶的车厢里面可以靠收紧核心肌群应对摇晃，都会变成一个有意思的尝试。

在这个尝试中，可以强化我们核心肌群的力量，能很好地缓解腰部疼痛，还能紧致腹部。新手建议靠近扶杆，在晃动幅度比较大而且不能很好控制自己身体的情况下，这样可以保证安全。

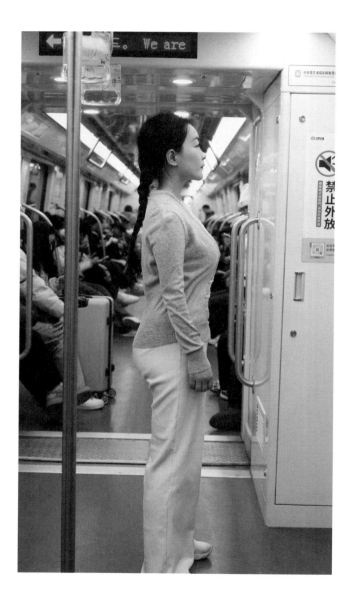

（二）

办公室

　　对于上班族来说，一天中大部分时间都是在办公室度过的。如果我们利用办公室的环境，在紧张繁忙的工作之余，照护一下身心，会让我们的工作更高效、更轻松。

1. 身体长期不舒服的原因可能来自你的桌椅

　　每次有久坐办公室的学员因为肩颈长期的慢性疼痛找我咨询时，我就会提出一个要求：当他专注工作的时候，让他办公室的同事帮忙从后背和侧面各拍一张照片。我需要学员带着照片来找我，我才能安排课程。为什么呢？瑜伽练习和办公室有什么关系呢？如果你每天练习瑜伽，上一节课大概率用时1个小时，而如果你每天工作8个小时，那就意味着你要长期保持一个固定姿势最少6个小时。

所以，你的办公环境非常重要。身体长期不舒服的原因可能来自你的桌椅。合适的椅子高度是人坐上去后，大腿平行地面，双腿垂直，双脚刚好落在地面上。合适的桌子的高度是，小臂放在桌面上，肩膀是放松的。合适的电脑的位置是眼睛平视前方时刚好看到屏幕。看到这里，快点对照这几个细节检查下你的桌椅和电脑的高度吧。

2. 记住一个坐的口诀，腰不痛肚子小

现代人的生活中，每个人都与"坐"脱不了干系。上班坐、地铁坐、开车坐。然而，这个你每天都在进行的动作正悄悄伤害着你。尤其是需要久坐的上班族，不是肩膀僵硬，就是腰椎不适，新陈代谢变慢、精力不足、全身酸疼等身体不适的症状都与不正确的坐姿有关。无论是弯腰驼背式的坐姿，还是跷起二郎腿的坐姿，又或者是"葛优躺"，身体长期保持这些坐姿都对脊柱有着极为不利的影响。

长期的驼背坐姿，使后背的肌肉以及筋膜全都处于高张力的状态，且这种状态下的骨盆处于后倾位，这会使得我们的腰椎反弓、腰椎压力增大，时间长了必然会增加我们腰椎间盘突出的风险。驼背还会伴随着头前伸，从而造成颈椎压力增大，肩颈的疼痛便随之而来。

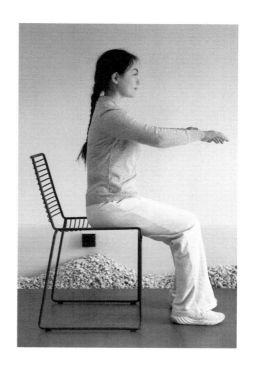

看起来更为放松闲适的瘫坐式坐姿（俗称"葛优躺"）实际上会使骨盆的后倾现象更加严重，而歪歪扭扭的瘫坐姿势伴随着脊柱侧弯，导致腰椎、颈椎的负荷更加重。

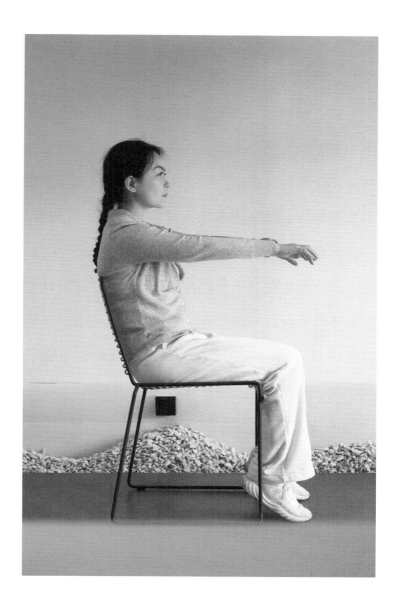

那么你要问：昂首挺胸的坐姿是不是最佳的姿势？事实上，刻意的抬头挺胸坐姿反而会造成骨盆前倾，骨盆的前倾会加大腰椎的曲度，过度地增加腰椎的曲度同样会增加腰痛的风险，而且由于胸部前顶，胸椎的压力也会增加。比如将手托腮支撑于桌面上，或者是上身趴在桌子上侧着脑袋看电脑，这些动作都容易导致骨盆的侧倾。长时间保持不良姿态，不但会加重腰部的不适，这类侧身的坐姿还可能造成长短腿、大小脸等外形上的影响。

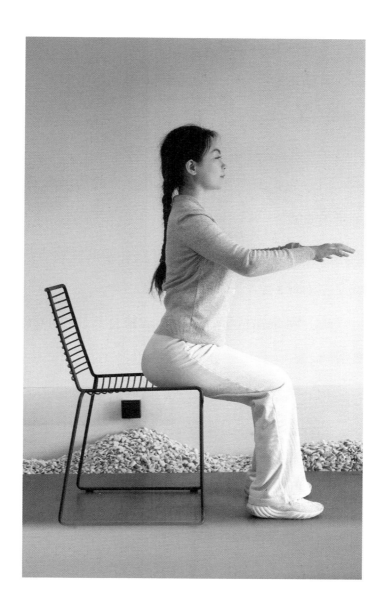

那到底什么样的坐姿才是正确的？记住一个口诀，就能迅速找到正确的坐姿。那就是不要坐在你的"尾巴"上，要坐在你的坐骨上。

在坐下的时候，我们可以：

（1）先找到坐骨的位置，让坐骨成为承载上半身重量的重点；

（2）要找到骨盆的中立位，不要前倾或者后倾，或是左右倾斜；

（3）尽量保持腰背平直，肩膀自然放松下沉，不要耸肩；

（4）头部自然抬起，下巴微收。

当我们的上半身坐好了，此时的脊柱正处于中立位，我们可以感觉到头部是有悬空感的。腿部的摆放姿势也有需要注意的地方：大腿与小腿尽量呈90°摆放，双脚都要平整地放在地面上，不要用脚尖或者是脚跟着地，不要做出外撇或者是内扣的姿势。正确坐姿的难点在于不知道骨盆的正确位置，我们用口诀找到后，保持上半身的正确坐姿就没那么困难了。

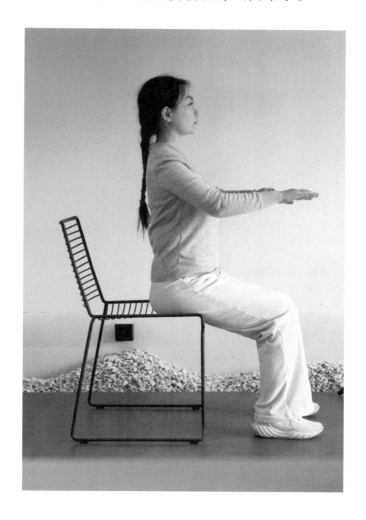

3. 一杯水的时间缓解低效，
迅速补充精力

过去十余年，共享型、开放式的办公空间大幅度增加，逐渐取代格子间成为主流办公室布局。虽然开放式环境被认为增加了员工之间的合作关系，但开放式空间对于提升个体员工工作效率的影响微乎其微。再加上新冠疫情之后，异地合作办公成为流行趋势，很多人在家或者咖啡馆办公，极易受到环境影响，工作效率低下。

如果你意识到自身工作效率的低下，希望可以迅速转变状态，重新提升办公效率，不妨试一试"一杯水的冥想"。

从办公桌前起身，去倒一杯温水。回到桌前坐下，一只手握住水杯，闭上眼睛，用手掌感受杯子传递的热量，慢慢地深吸气慢呼气，随着缓慢的呼吸，感受热量经由手掌传到手臂，传到肩膀，传到背部和胸口，像一股源源不断的能量注入你的身体。在冥想过程中，如果你被外界声音打扰了，念头跑走了，记得再次回来，把注意力放在杯子的热量上。直到杯子的热量慢慢流失，深吸气慢呼气，退出冥想。这个时候，你的精力会恢复大半，可以再次投入工作。

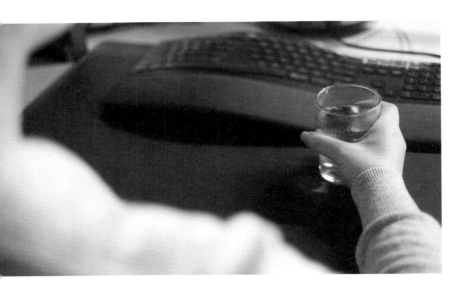

4. 办公椅上三个动作，远离肩颈疼痛

　　长时间保持同一个姿势办公会导致身体僵硬，甚至肩颈疼痛。其实，瑜伽并没有那么复杂，不是必须找个无人打扰的地方铺开瑜伽垫才能做。几个简单的动作，坐在办公椅上就可以做，每天做一组，你就可以远离肩颈疼痛。

保持骨盆稳定，一只手自然垂落，另一只手扶对侧耳朵上方，随着呼气的频率头部倒向一侧，保持5—8次呼吸。在练习过程中需要注意，臀部两侧重量一致，身体居中稳定。

关注区域：拉伸侧的脖子。

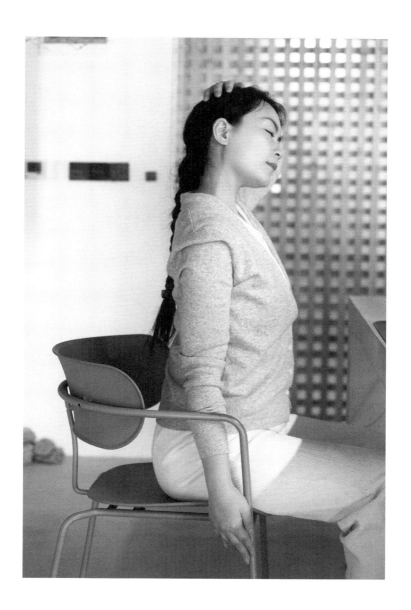

把椅子向后推，与桌子保持一段距离，双手手肘放在桌子上，打开肩膀的同时拉伸腋窝及手臂内侧。吸气时延展后背，呼气时双肩向着地面方向沉下去，保持5—8次呼吸。

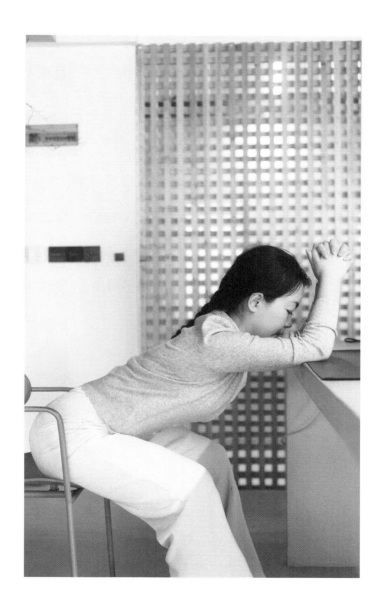

一条腿弯曲膝盖，将脚踝搭在另一侧大腿上，靠近膝盖。一只手扶膝盖，另一只手稳定脚踝，吸气时延展背部，呼气时身体向下折叠，保持5—8次呼吸。

　　关注区域：弯曲的膝盖那侧的臀部和大腿外侧。

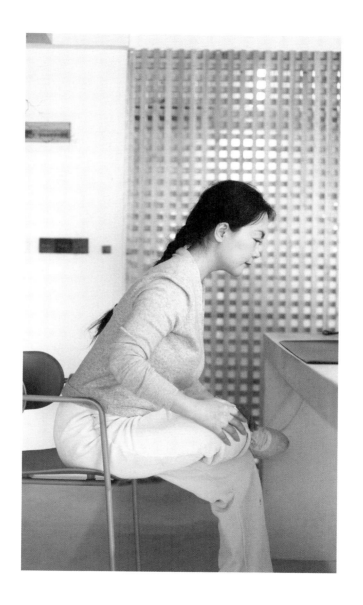

保持骨盆端正，双腿分开与骨盆同宽，脚趾正冲向前，脚掌踩地稳定。右手搭在左膝外侧，左手搭在椅背后方。吸气时背部向上延展，呼气时背部向左后方扭转，注意背部不要向后靠，保持挺拔向上的姿势，转头看左肩延长线。

关注区域：背部和侧腰。

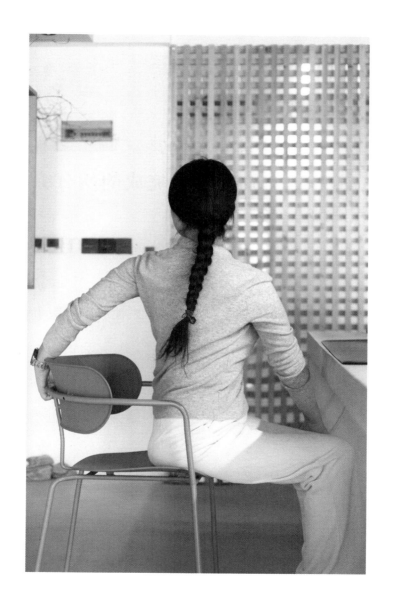

5. 没时间瑜伽？
一面墙就能完成的所有练习

很多时候，时间、地点等原因使我们没有办法坚持练习瑜伽。尤其是瑜伽初学者，经常会由于不知道如何开始，而无法坚持下去。可很多人不知道的是，墙壁就是最常见的、不用花钱的瑜伽辅具，也是我们身边的"瑜伽老师"。

下面推荐的练习，不需要瑜伽垫，只需要一面墙就可以达到很好的练习效果。考虑到在办公空间，练习以站立姿势为主，主要针对肩颈、背部和腿部。

小腿肌肉紧张，尝试拉伸一下吧！双手推墙，双脚打开与髋同宽的距离后，一脚往前踩墙，脚尖贴墙，脚跟向下踩地，这样可以拉伸小腿后侧，放松压力，髋部摆正朝前保持1分钟，然后换边。

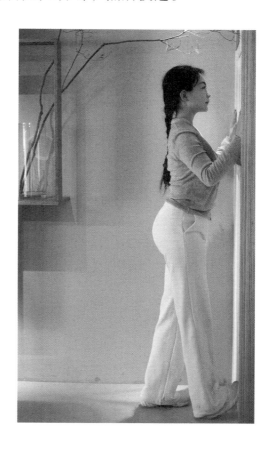

肩膀和大臂的酸痛如何缓解？面对墙站立，右手往左侧伸直，手臂外侧贴墙，左手托住右手臂保持1分钟。如果还可以继续坚持这个动作，把左手放下来，然后左肩膀尽量向墙壁靠近。

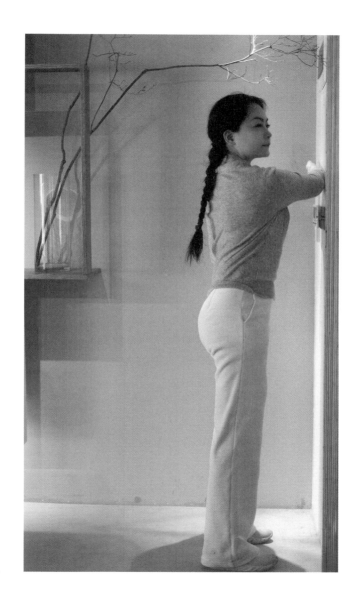

面对墙站立，抬起左臂至与肩同高，弯曲左手肘，将左小臂和左手掌贴在墙壁上，让身体向右侧扭转。保持3—5次深呼吸，感受左侧肩部、胸部的拉伸感，然后换另一侧重复同样的动作。

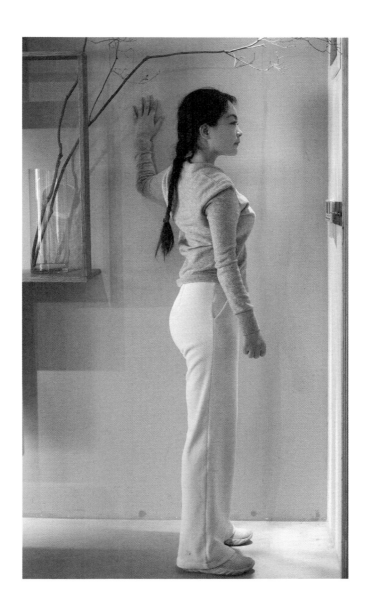

背靠墙而立，双脚分开与肩同宽，将臀部、背部都轻贴在墙上，双臂向上伸直，手指交叉，掌心向上。保持这个姿势站立不动，持续 8—10次呼吸，也可在此基础上双臂向左右两侧拉伸至自己可达到的最大程度。

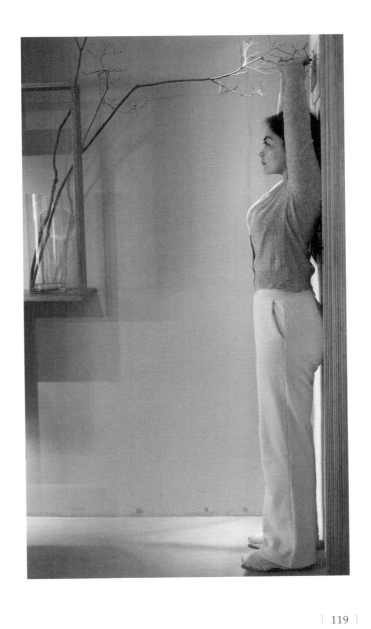

背对墙站立，臀部向后抵住墙面吸气，延展脊柱，呼气，收紧核心，身体微微半前屈，保持8—10次呼吸。如果你希望加强小腿的拉伸，可以把双脚脚趾勾起来。

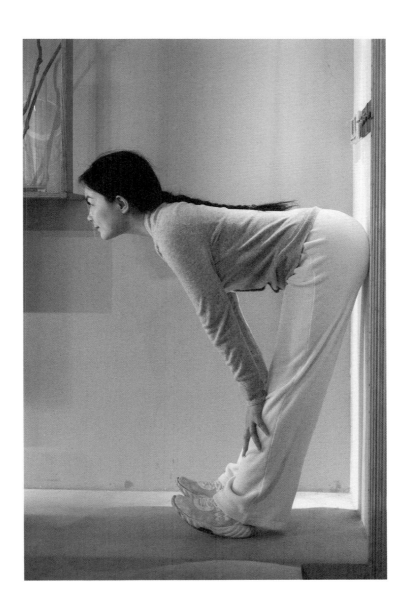

COMPIL

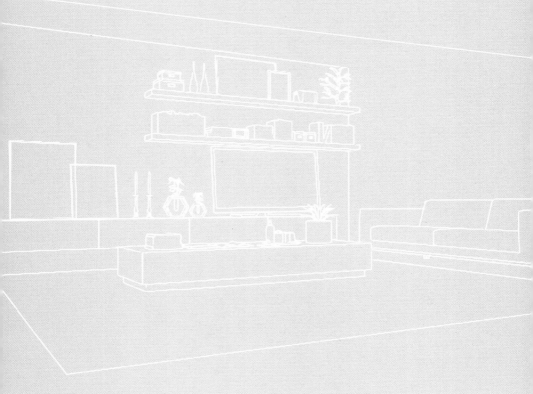

辑三

休息日的自我疗愈

ATION 3

COMPIL

（一）

在家一日禅

越来越多的现代人爱上了"宅"，但是宅在家里又常常和"丧"联系在一起。其实家里也可以变成一个修养身心的好地方，用一些在家可以做的事情调整下我们生活的节奏和状态，就能找到难得的清净心。

1.　整理清扫也能安放身心

你有没有这样的体验：接到了工作电话要赶快准备资料，但是在凌乱的书桌上怎么也静不下心来思考；一早要出门，已经想好了衣服的搭配，但是在乱糟糟的衣柜里面怎么也翻不出想穿的那条裙子；工作了一天疲惫地回到家，玩具和杂物堆在客厅的沙发和茶几上，连坐下来的地方都没有……

在我们日常生活和居住的空间，如果物品越来越多，环境就会呈现杂乱和无序的景象，这种混乱感带给人心灵的往往也是内耗和失控。

定期的"断舍离"、重新归置和复位物品、清理不需要的物品，这样的整理和清扫其实是一场由内而外的身心安顿，能帮我们重新回归秩序感。

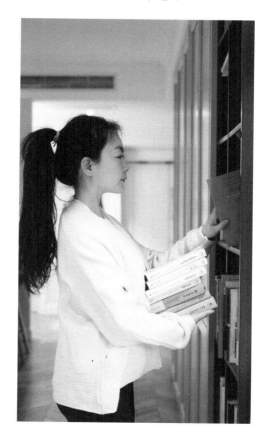

在整理和清扫时，带着一颗感恩的心接触家里的每一个角落和物品，尊重它们是自己用劳动成果换来的，感恩这个空间和物品来到自己的身边，给予自己支持、获得感和满足感。我们再认真整理和清扫，让家里保持整洁的样子。

如果在整理时发觉东西很多，有重复和闲置的物品，我们就可以"断舍离"，将这些物品舍弃或者赠予有需要的人都是不错的处理方法。下次在购物的时候也可以问一问自己是否真的需要这个物品，有一颗清静安宁的心能降低很多物欲。打扫的时候，需要低头或弯腰，正是我们练习谦卑的好时候。

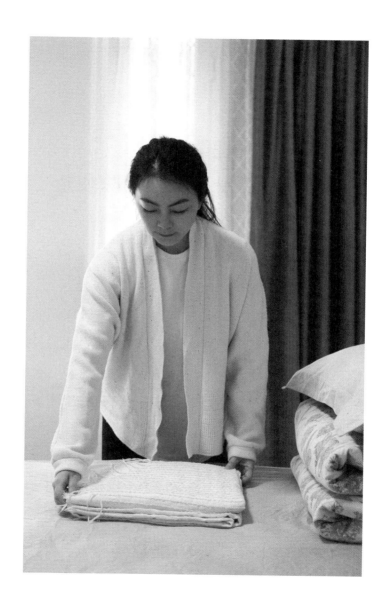

2. 慢慢洗个澡，
舒缓身心快速消除疲惫

　　大多数人都有每天洗澡的习惯，但你是否观察过，洗澡的时候，你的心是否还在白天的工作中？当你在思考时，你是在和别人对话，还是和自己在对话？你是否仍在思考发生过的事情或者接下来的计划？

　　洗澡的过程，如果你在整个流程中都是匆忙和毫不在意的状态，那就会像完成一个机械的任务。带着自己的感受去洗澡是一次很棒的体验，你可以好好利用洗澡，完成一场身与心的对话。

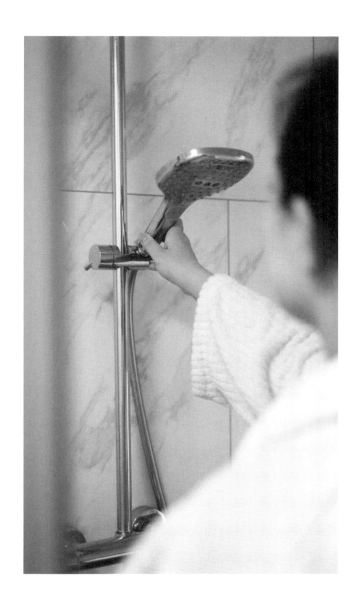

首先，把手机放在浴室门外足够远的地方，保证自己听不到手机响。然后用心地准备好喜欢的香氛、精油、香薰蜡烛等，营造甜蜜温馨的氛围，好好地款待自己一会儿。

当我们打开淋浴后，仪式正式开始。先手捧热水，温热自己的脸颊和眼眶，放松面部，在此期间感激你所拥有的源源不断的热水。接下来转身让水流冲背，感受水流冲击自己身体的力度，想象水流中充满能量，可以消除一天的疲惫。在这个过程中，留意自己的意识是否在当下、在身体上。

接下来涂上沐浴露，用与平时不同的方式清洗身体，当你的手接触皮肤时，多关注自己的身体，用心呵护和照顾。不要对自己的身体有任何的评价，感激身体。洗完后，用心慢慢擦干身体。淋浴结束后，清洁浴室，使它和使用之前一样洁净，方便下一个人使用，而下一个人可能还是你自己。

体验这样的洗澡方式，可以让我们的心从纷乱的状态慢慢回归到平静的状态。即使烦人的事情还在，在洗澡的过程中，心也能从烦恼中释放出来，不再紧绷。在这个过程中，你和自己的身体完成了一次诚恳的对话，你"看见"并"感受"到了自己的身体，并为之充满感激。

3. 疗愈情绪的6种艺术活动

　　横跨心理学和艺术的专业"艺术疗愈"这几年逐渐走入大众视野。艺术疗愈最早出现在美国，大约在20世纪中期，第一次世界大战让许多人在战后患上了PTSD，也就是创伤后应激障碍。当时大多数人对精神疾病的用药持排斥态度，且药物存在副作用。所以人们开始尝试通过绘画、音乐等艺术方式疗愈心理问题。经过专业的临床研究，艺术干预治疗法成了专业的理论，也催生了艺术疗愈这门专业，一直延续到今天，艺术疗愈变得越来越成熟。

美国艺术治疗协会（American Art Therapy Association）给艺术疗愈的定义：艺术疗愈是一种心理治疗形式，主要针对受到精神伤害或有心理疾病的患者。艺术疗愈专业横跨艺术和心理学专业，作品的呈现形式以视觉艺术形式为主，表现为插花、艺术品、舞蹈、戏剧等。

在日常生活中，我们不一定有很多机会去专业的机构感受艺术疗愈，但是可以在家做一些疗愈情绪的艺术活动。下面介绍6种可以疗愈情绪的活动。

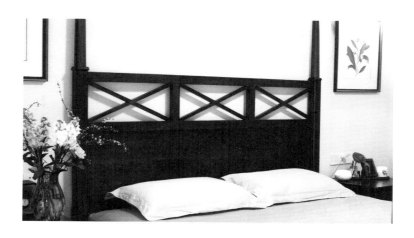

插花

　　花卉是大自然的美妙产物，有着美丽的外观和芳香的气味。欣赏花卉可以给我们带来愉悦的感受，提高我们的审美情趣。通过感受花卉的形态、颜色、香气等特征，人们可以培养自身的观察力和想象力，而制作花卉艺术品就是我们俗称的"插花"。插花作品可以将人们的思想和情感融入其中。通过插花，人们可以感受到创作的乐趣和成就感，同时达到心灵与自然的和谐统一。

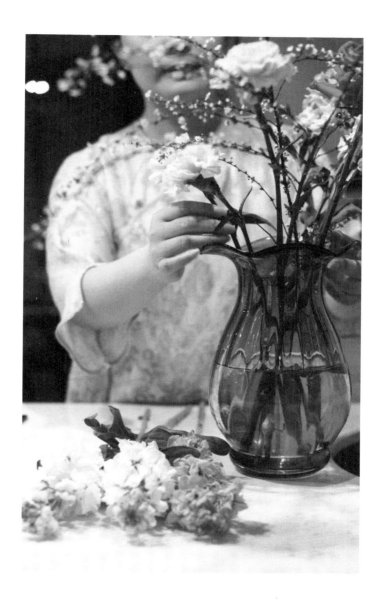

串珠

串珠是众多手工艺术中，操作难度相对较低的一项创作。串珠时把不同颜色的珠子穿在绳子或铁丝上，做出不同造型的艺术品。每个人的作品都不同，选什么颜色的珠子、做什么造型，其实都是一种通过艺术的形式来表达人们内心感受的过程。疗愈来自专注于创作艺术品本身，因为在串珠过程中，通过专注、倾注情感，可以缓和人们在现实中遇到的情感冲突，从而达到内心平静安宁。

在手工创作的过程中，制作者想要做出作品，就要完全投入，在这个过程中会暂时忘却烦恼。在做了一段时间的串珠后，焦躁的情绪随着手工作品的逐渐完成而慢慢变淡，情绪也随之变得缓和起来。当作品完成后，我们的内心会产生满足感和喜悦感，从而提升我们的幸福度。

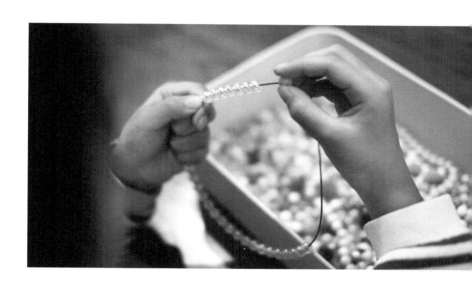

卡牌

心理学中会用一些卡牌作为解读潜意识的疗愈工具，例如OH卡、精油洞悉卡等。不过这些卡片需要使用人有一定的专业知识才能解读，我推荐没有专业背景的朋友可以在日常生活中试试彩虹卡。彩虹卡，顾名思义就是由不同颜色的卡片组成，每张卡片上都有一句话，共提供了245则充满智慧的话语。每张卡片的内容都充满爱和能量，给人积极的激励和启发。

彩虹卡怎么玩呢？你可以根据感觉抽牌了解当下的状态，也可以提问后带着寻找答案的心抽牌，在观看牌面的话语后更好地了解自己的感受、信念和行为，并且探索自己的问题潜在的解决方案、成长机会和个人价值观。这套卡牌非常适合帮助我们在遇到问题后，建立积极的应对机制，正向的心理暗示可以增强自我意识，提高我们的自我满意度，让生活充满仪式感且赋予生活意义。

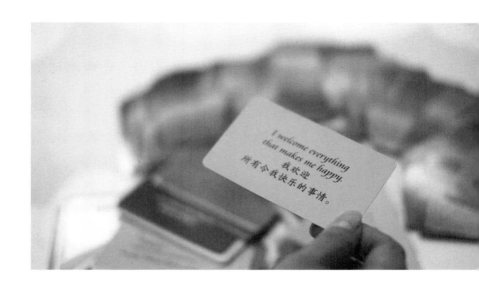

自由书写

有人这样描述自由书写：这是一件属于你自己和潜意识的事情，它来自安静的房间、独处的空间和不受限制的灵魂。

自由书写其实是一种不需要构思、不要斟酌字句、没有文体要求，甚至没有主题的一种书写方式。只要你在书写时跟随自己的心，听从潜意识的引领，把脑海中所有的感受、念头、情绪全部通过笔尖倾倒出来，尽情地宣泄和畅想。我们都会在生活中遇到一些坎，有些自己想不通或者不想做的事情很正常，但是这些情绪如果积压在心里，长期压抑、郁闷的状态很容易影响我们的身心健康。自由书写可以帮助我们将积压的情绪倾倒出来，让心情回归平静，减轻我们的压力，让我们更加专注眼下。

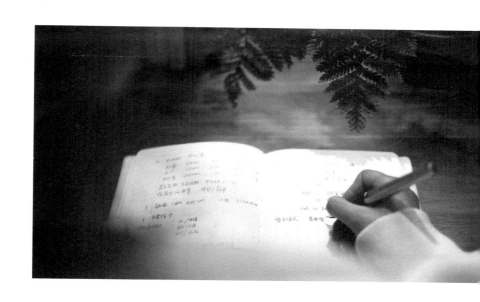

抄经

　　每一部经典都是圣贤们的文字"般若"，是留给我们的智慧瑰宝。抄写经文是一个安静而用心的过程，要我们一笔一画感受经文的能量，讲究眼到、手到、口到、心到。如果心态浮躁，笔画就会粗蛮莽撞；若心生胆怯，笔画就会柔弱迟疑。在笔墨中我们能窥见书写者的内心和状态。

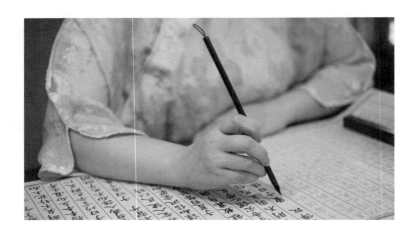

我们经常听到"沐手抄经"，抄经前洗手，保持端正的姿态，再点根香，这都是抄经专属的仪式感。仪式感并非作秀，而是对生活的一种态度，是一种对生活的敬畏之心，传递精致和美好。安静下来，跟随经文字迹，感受专注和平静，也能获得冥想体验。通过练习获得的这种静心的状态会有一种力量，让你能对抗生活中的起伏和变化。在抄写经文的过程中，你还能感受经文的内涵和哲学思想，帮助你获得更多的智慧和思考方式，体悟更深刻的生命意义。

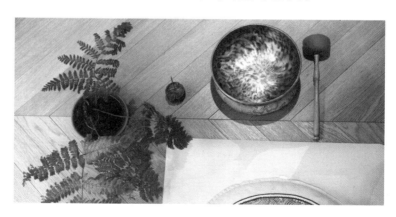

手绘曼陀罗

"曼陀罗"是梵语 Mandala 的音译，意为"坛场"。这种符号主要以圆形和方形为主，圆形代表宇宙，方形代表地球和人类世界。曼陀罗的意象呈现在自然和人文中，例如：宇宙星球、细胞、矿物结晶、水波、雪花等等。自古以来，曼陀罗被一些修行者当作沉思、冥想的工具，能让人们在日常生活中逐渐

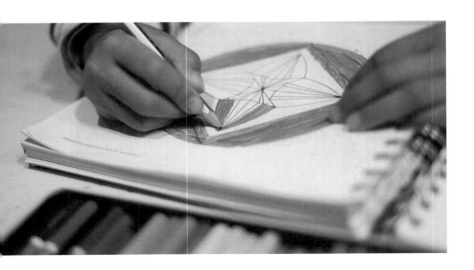

失序的心灵回归平静。西方心理学家荣格在研究人们自发性描绘曼陀罗时，也发现了曼陀罗对现代人的心灵的发展和自我实现都有特殊的意义。他认为，圆象征着心灵追求圆满的需要，追求着统一、和谐和完美。

手绘曼陀罗不需要作画人有任何绘画基础，只需要你拿起画笔，打开内心，信手涂鸦。这是一个给曼陀罗图形着色的过程，可以帮助我们排解压力。我们自在地选择自己喜欢的颜色，逐渐用画笔在纸上呈现一个色彩丰富的曼陀罗图案的过程，可以激活左右脑照相记忆，平衡左右脑，提升我们的创造力，也能缓解压力，平衡身心，激发想象力。

4. 不需要大房子，
一平方米的静心空间的打造

对于住房面积不大的朋友来说，你不必专门留一个房间用来独处或冥想，你也不要总想着诗和远方才能解压。心灵之旅从来不用去远方，我心亦是天涯。

其实不需要多大的地方，只要一平方米的空间就可以开启自己的静心之旅。第一步，选择空间。通常可以选择靠近窗户的地方，这个地方需要采光好、视野开阔。如果在你冥想的时段还能不被打扰，那这个空间就更理想了。第二步，选择物件。只需要几样带有生命能量的物件，这个一平方米的静心空间就会生机勃勃。

一张瑜伽垫，或坐或站或躺，我们可以在这张垫子上让心灵和身体连接。

一棵美好的绿植，吸收阳光雨露，生机勃勃，本身就自带疗愈能量。

一个柔软的坐垫，让你可以用舒服、稳定的姿势冥想。

一种自己喜欢的味道，让你在吸入天然香气的同时，可以感到呼吸是具象的，香气往上，愉悦至上。

一只手工颂钵，发出稳定的频率，安抚着我们波动的心。

哪怕在家中，我们也能发掘美好。正如有人曾说，喝了一杯茶觉得很美好，洗了一件衣服晾在外头觉得很美好，看到今天的春风拂过、杨柳飘飘觉得很美好，不是因为这些东西美好，而是因为心无挂碍，所以它们才显得那么美好。

只需要这样一平方米的静心空间，就可以开启自己的静心之旅。持续修炼自己的"心无挂碍"，在无常的变化中，等待可持续的未来。

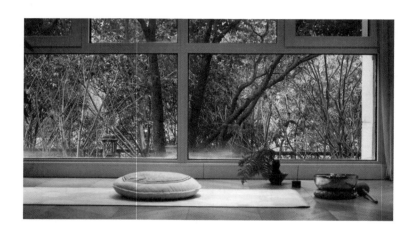

（二）

旅修可以是回归本真的修行

　　如果说旅行是为了看世界，那么旅修就是为了看自己，看自己的内心和欲望，看自己对过去的放不下和对未来的焦虑。在旅途中显现自身、清明自身，获得自我的觉悟，认识到自我存在于世的价值。

短暂地休憩后，身心得到充分的滋养，让我们再回到步履匆忙的生活中，可以更从容地面对纷杂的日常。我现在把旅修中的经验分享给大家，希望你也给自己的身心放个假。

1. 正念行走，
和自然相拥

"以全然放松的状态，小步行走，在唇边带着微笑缓步前行，打开心门来体会平和的觉受。你将可以真正感受到自我所处的泰然状态。这样的脚步将可是世上最健康、最无忧的人的脚步。"一行禅师的这段话，把正念行走描写得非常美好。具体的做法可以参考下面五步：

（1）觉知你的走路动作，只是走路和觉知；

（2）不主动做什么，包括思考、抵触一个不好的状态、期待一个理想的样子等等，尽可能让自己保持自然放松的状态；

（3）如果走神了，一旦意识到了，就再把自己拉回到觉知走路的动作上，继续；

（4）自然呼吸，可以三步一呼、三步一吸；

（5）如果你愿意去享受蓝天、稻香、青草或云朵，那就停下你的脚步。然后保持你对呼吸的觉知，面带微笑地感受自然。享受一会儿后，再继续前行，回到走路和觉知上。

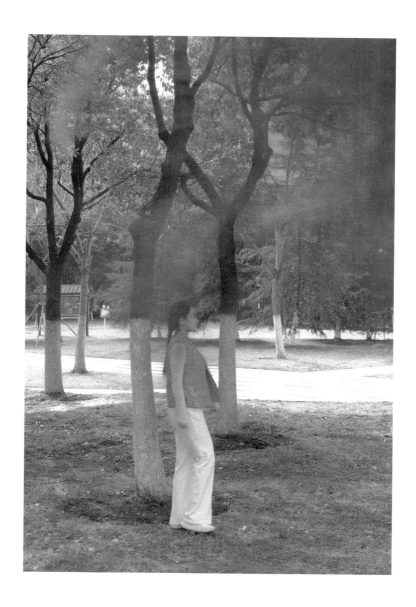

2. 少吃一点，
给身体按下重启键

很多疾病的产生是因为我们吃得太多、吃得太好。糖油混合物、油炸食品等等让我们的肠胃负担过重，还会导致我们体重过重，而肥胖可能会引发心血管疾病和糖尿病。BBC在10年前推出过一部纪录片《进食、断食与长寿》，在这部纪录片中，科学家们发现在1929年至1933年美国经济大萧条最严重的时期，人们的寿命却显著延长了6年。这部纪录片和背后的研究，推动了全球范围内间歇性断食的流行。

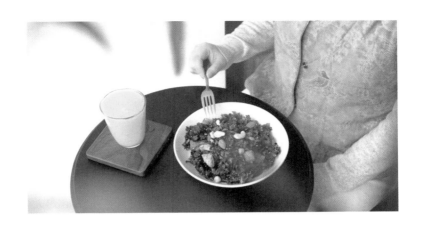

　　禁食或者断食，并不是现代文明的产物，有关禁食的文化历史悠久。不少历史名人也热爱禁食，柏拉图就经常为了更健康的身心而禁食；《隋书·经籍志》中记载有《老子禁食经》。佛教或道教文化中，僧人们会为了修行而辟谷。在东南亚不少国家，僧侣们依然保持着过午不食的传统。这些可以说都是现代流行的间歇性断食法的前身。

　　很多国家或文明的传统中都认为，间歇性断食对大脑有益，能让思维更敏捷。

大部分的"轻断食"方式不提倡不吃任何食物，而是建议每天摄入500—1000卡路里热量的食物，这个时候蔬菜沙拉就是比较不错的选择，它的膳食纤维丰富、热量低。

研究表明，间歇性断食可以提高人们的学习能力和记忆能力，还会增加神经细胞修复DNA的能力。不过也有研究表明，"轻断食"会增加心血管疾病死亡风险，所以如果你想尝试"轻断食"，最好还是寻求专业医生的指导和帮助。

3. 慢饮一杯茶，
独守一份禅静

　　一行禅师曾说过，当我们在喝茶时，我们不仅仅在喝茶水，我们在喝整个宇宙。他鼓励我们，在喝茶时意识到自己喝的每一口茶都包含了大自然的恩赐，如云、雨水和大地。通过这样的正念练习，我们可以在日常生活中感受到宁静和喜悦。

　　请提前准备好一杯茶水或者其他饮品，然后找到一个让你感到安全舒适的地方，安稳地坐下来。准备好了就开始正念茶冥想。首先，花一点时间，将注意力慢慢地放到自己的呼吸上，体会此时此刻自己正在呼吸着。接下来将注意力转移到茶具或者盛放饮品的杯子上，可以轻轻地倒半杯茶，仔细地观察茶水的颜色。是什么样的颜色呢？是深还是浅呢？是清亮的还是浑浊的呢？接下来慢慢地拿起杯子，凑近闻一闻茶水是什么样的味道。接下来，有意识地喝进第一口茶水，让茶水稍微在口腔内停留一会儿，感受茶水与口腔、舌头、牙齿接触的感觉。感受茶水的味道，它是醇厚顺滑、芳香微苦还是清冽甘甜的呢？现在慢慢地咽下茶水，感受茶水滑过喉咙的感觉。完全咽下茶水之后，试着感受嘴里茶水的回甘。接下来郑重地慢慢地喝下第二口茶水。再慢慢地咽下第三口茶水，感受茶水带来的滋润，感受茶水在口腔的回甘。

接下来你可以按照这样的方式，或者你自己的节奏继续喝茶，喝茶的时候就只是喝茶，全身心地感受这个过程。每一口茶都是特别的、珍贵的。

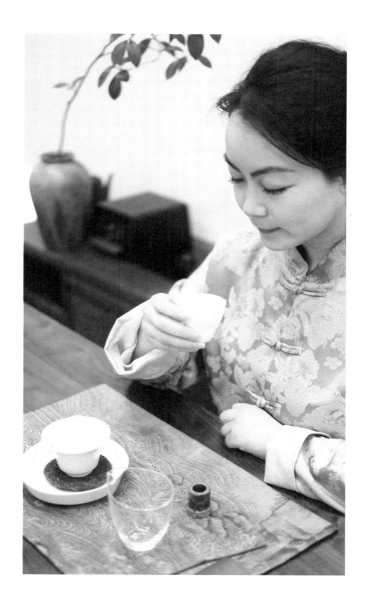

4. 随身带上几件小物，
疗愈旅修出行建议

随身携带几件疗愈小物。

蒸汽眼罩

疲惫的时候、困乏的时候，我们可以打开蒸汽眼罩，放松地冥想或者小憩一会儿。

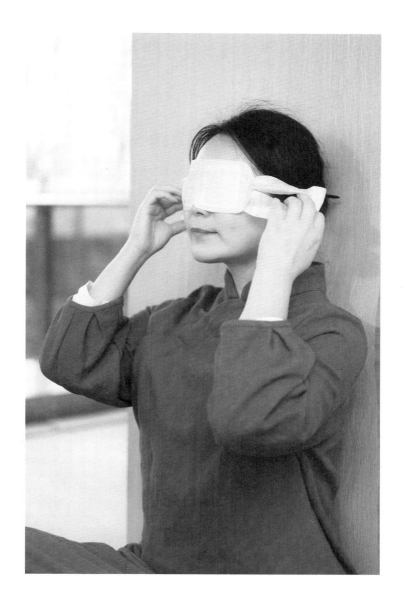

网球

放松肌肉除了能矫正不良体态、防止运动损伤外，还能缓解疲劳，舒缓久坐久站带来的不适。网球个头小，硬度合适，能够按摩身体各部位的肌肉痛点，而且方便携带。

将网球放在肩背部的肌肉区域，避开脊柱，把力量压在网球上，防止网球滚落。如果感受到有酸痛的地方，可以多停留一下。如果部分肌肉较痛，可以先放松它周围的肌肉，然后再滚到最酸痛的地方，通常一个点需要滚一到两分钟。

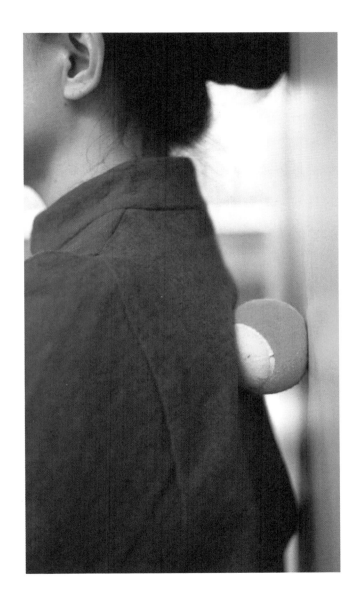

滚珠精油

精油的芳香会明显地缓解紧张的情绪，因为人的嗅觉与情绪、记忆、心情有着紧密的联系。嗅吸精油的时候，芳香的小分子会通过嗅觉神经刺激分泌特定的神经传导物质，愉悦的气味会唤起积极、快乐的情绪，低落的情绪和对周围环境的感知都能得到有效的正向调节。

精油可以减少人们的焦虑、疲劳甚至愤怒，平衡荷尔蒙水平，舒缓人们在工作和日常生活中的压力和不良情绪。随身携带一支滚珠精油，方便涂抹、嗅吸，是必备的疗愈小物件。

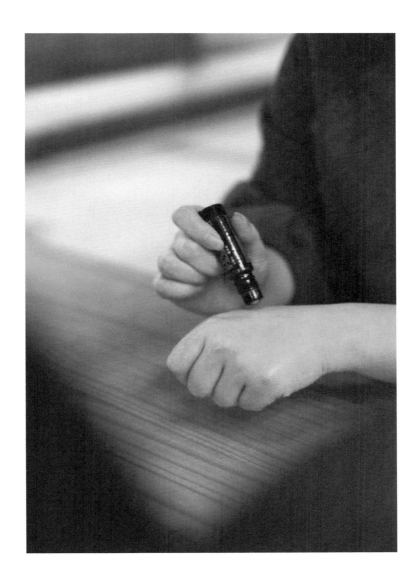

致谢

本书的出版首先要感谢我的儿子树儿，在他上一年级的时候，老师让他们写一个简短的故事。由于他当时认字不多，需要他口述、我打字协助完成一篇故事。一篇文章写下来，我以为完成了任务，没想到他告诉我这是前言。他想好了，这个故事有十章，封面设计成什么样都想好了。我当时非常惊讶。随后他问我："妈妈，出一本书难不难？我想出书。"我思考了一下回答："妈妈不知道，但是妈妈可以了解一下，先试一试。"于是，有了这本书。

感谢树儿给我播了一颗写书的种子，还要感谢这十几年来我遇到的瑜伽老师和我的学生们。浙大的王志成教授、闻中教授和刘慧梅教授给了我很多学术上的启发和指导，而我的几千名学生给了我丰富的教学素材，让我积累了丰富的经验，给了我写这本书的灵感。

　　谢谢大家！